DE LA CAUTÉRISATION

COMME MOYEN DE DIÉRÈSE

DE

LA CAUTÉRISATION

COMME

MOYEN DE DIÉRÈSE

PAR

M. LE Dr R. PHILIPEAUX,

Membre titulaire de la Société impériale de médecine,
Correspondant national de la Société de chirurgie,
Lauréat de l'Institut impérial de France, de l'Académie impériale de médecine de Paris,
de la Société des sciences médicales et naturelles de Bruxelles.
Ancien aide d'anatomie à la Faculté de médecine de Montpellier, ancien chirurgien
interne des hôpitaux de Lyon, ancien chef de clinique chirurgicale
(service du professeur A. Bonnet),
Membre correspondant de la Société de médecine de Montpellier, de la Société
des Sciences médicales et naturelles de Bruxelles, de la Société
médico-chirurgicale de la même ville,
de la Société de médecine de Chambéry, etc.

(Mémoire lu au Congrès médical de Lyon).

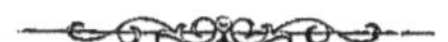

LYON

IMPRIMERIE D'AIMÉ VINGTRINIER

RUE DE LA BELLE-CORDIÈRE, 14.

1864

DE LA CAUTÉRISATION

COMME MOYEN DE DIÉRÈSE

Le but de la chirurgie étant de guérir, on a dit bien souvent et avec raison, Messieurs, que le médecin opérateur devait faire tous ses efforts pour calquer ses procédés curatifs sur ceux de la nature.

Pour arriver à ce résultat désirable, supposons un corps étranger situé dans l'intérieur de nos tissus ou une gangrène locale, et étudions les symptômes naturels de leur élimination.

Habituellement, il se forme autour du corps étranger ou de la partie mortifiée un léger gonflement des tissus, accompagné d'inflammation et d'une suppuration éliminatrice de l'eschare ou du corps étranger ; et, en définitive, il se produit une plaie plus ou moins lente à se cicatriser.

Si l'on veut enlever une tumeur avec l'instrument tranchant, loin d'imiter la nature, on suit un procédé qui lui est tout à fait opposé. On commence, en effet, par pratiquer tout d'abord une plaie, et l'on enlève le corps étranger avant même que les vaisseaux soient obturés par l'inflammation, puisque celle-ci, qui est le premier phénomène que l'on constate quand on laisse agir la nature seule, ne vient qu'en dernier lieu dans nos procédés opératoires par le bistouri.

Étudiez, au contraire, les phénomènes produits par la cautérisation, et vous verrez d'abord la mortification des tissus transformant la tumeur en véritable corps étranger, puis l'inflammation, qui en est la suite et qui ferme les vaisseaux avant qu'ils aient été sectionnés, et enfin la suppuration éliminatrice de l'eschare laissant à nu une plaie rouge et vermeille dont la cicatrisation est prompte, si surtout on s'est servi d'un caustique métallique ou coagulateur du sang, tel que le chlorure de zinc.

Cette comparaison est bien propre à prouver que la méthode cautérisante, se rapprochant le plus par ses procédés curatifs du travail de la nature, doit avoir des avantages marqués sur celle dite par instrument tranchant.

Il n'est pas étonnant, dès lors, qu'elle ait été vantée dans tous les temps et qu'elle soit encore aujourd'hui préférée par beaucoup de chirurgiens comme le plus sûr moyen de diérèse.

Cette méthode de traitement, malgré ses avantages incontestables, a subi cependant des vicissitudes sans nombre.

Elle remonte, chacun le sait, à la plus haute antiquité. Les anciens lui accordèrent une si grande importance qu'Hippocrate, dans un aphorisme expressif, la donne comme le dernier terme d'activité des moyens que l'art a mis en notre pouvoir. Aussi fut-elle d'un usage presque universel dans la pratique des successeurs de ce célèbre médecin. Les Grecs et les Romains ne négligèrent aucune circonstance pour en faire des applications, souvent même multipliées à 'tort par leur ignorance d'autres procédés plus simples et d'égale efficacité. Elle joua ensuite un grand rôle dans la chirurgie du moyen âge et de la renaissance.

Mais plus tard, lorsqu'un trait de génie eut réhabilité la ligature des artères et qu'une connaissance plus précise des parties constituantes de notre corps permit d'agrandir le champ des opérations sanglantes, on négligea d'abord les avantages de la cautérisation, et elle fut graduellement abandonnée, pour tomber dans une désuétude presque complète au milieu du siècle dernier.

Cependant, depuis une trentaine d'années, la méthode cautérisante, naguère représentée comme née de l'ignorance de l'anatomie, reprend de plus en plus faveur.

Ce retour vers le passé, aujourd'hui surtout que les opérations ont été singulièrement perfectionnées, est bien digne de fixer l'attention sur surtout la tendance unanime à supprimer la douleur. Ne prouve-t-il pas, en outre, que la cautérisation possède, dans bon nombre de cas, une supériorité incontestable sur l'instrument tranchant, une valeur curative qu'on ne saurait obtenir par des moyens différents ?

En effet, Messieurs, si la cautérisation est une méthode de traitement douloureux, si elle produit une perte de substance et des cicatrices indélébiles, on ne tarde pas cependant, si on en étudie sans passion les procédés curatifs, à s'y rattacher à cause de son innocuité presque complète et de ses heureux résultats, qui sont aussi sûrs qu'on peut le désirer, lorsque l'on opère sur le corps humain si diversement modifié par le tempérament, l'âge et les constitutions médicales ou atmosphériques.

Il demeure donc constant que les anciens, loin d'établir une identité complète entre les résultats des plaies par l'instrument tranchant et celles par le feu et les caustiques, donnaient la préférénce aux plaies cautérisées; et cette manière de voir ressort encore des recommandations qu'ils ont si souvent renouvelées en faveur de la cautérisation et des observations nombreuses qu'ils ont citées à l'appui de leurs préceptes.

Mais, approfondissant peu la question et ne se rendant pas bien compte des procédés intimes de cette méthode de diérèse, ils n'avaient établi de différence entre les plaies par les caustiques et l'instrument tranchant qu'au point de vue de l'hémorrhagie.

Les plaies produites par le bistouri, disaient-ils, sont suivies de perte de sang, tandis que celles produites par la cautérisation en sont le plus souvent à l'abri.

Les choses en étaient là, lorsque M. Jobert (de Lamballe) (1) et plus tard Estor, dont la Faculté de Montpellier déplore la perte récente, proclamèrent hautement la supériorité de la cautérisation, se fondant sur ce que ses procédés curatifs étaient imités de ceux de la nature.

Amédée Bonnet, dont l'Ecole de Lyon s'enorgueillit à juste titre, et dont aussi elle déplore la perte douloureuse et si prématurée, doit passer pour le véritable rénovateur de la cautérisation à notre époque (2).

Frappé des avantages qu'elle offrait, il ne tarda pas à

(1) Consulter à ce sujet le remarquable travail du savant professeur Jobert (de Lamballe). *(Mémoire sur la cautérisation, 1833)*.

(2) Voyez Philipeaux, *Traité de la cautérisation*.

en étudier théoriquement et pratiquement tous les phénomènes, et il finit par établir, dans une série de mé-
moires :

1º Que l'inflammation qui accompagne les plaies par
cautérisation est presque toujours localisée ;

2º Que ces solutions de continuité exposent beaucoup
moins que celles faites avec le bistouri, aux érysipèles,
aux phlegmons, aux phlébites diffuses qui se propagent
de la circonférence au tronc ;

3º Qu'elles ne donnent pas lieu aux accidents produits
par la décomposition putride du pus et du sang, ni le plus
ordinairement à la résorption purulente.

Je ne vous démontrerai pas ici, Messieurs, la justesse
de ces propositions. Je l'ai assez longuement prouvée dans
mon *Traité sur la cautérisation* pour n'avoir pas à y
revenir.

La question de l'innocuité relative et non absolue de la
cautérisation se trouvant exposée dans cet ouvrage, il me
reste à expliquer ici comment on doit comprendre les
résultats de l'expérience.

On ne peut le faire en partant des principes trop long-
temps admis et suivant lesquels toute suppuration dépend
d'une phlogose et toute phlogose d'une irritation.

Si ces principes étaient fondés, les caustiques et le feu,
irritants par excellence, seraient cause d'inflammations
redoutables, produiraient des suppurations proportion-
nelles aux phénomènes inflammatoires, et par suite expo-
seraient à des accidents très-graves. Or, il n'en est rien : il
faut donc chercher ailleurs l'explication des caractères
propres à la méthode cautérisante.

Amédée Bonnet s'est attaché à démontrer dans tous ses

travaux, que les accidents qui accompagnent les plaies par instruments tranchants étaient la conséquence :

1º De la pénétration, dans le sang, des globules purulents ;

2º De la décomposition du sang et du pus, et de leur résorption fétide ;

3º De l'abaissement de la calorification par l'effet de la solution de continuité.

Voulant ensuite se rendre compte de l'innocuité relative des plaies produites par la cautérisation, il a prouvé que cette méthode de traitement prévient le plus souvent tout accident fâcheux.

« Voyez, dit-il, ce qui se passe dans une veine que l'on cautérise avec la pâte de chlorure de zinc. Trois ou quatre jours s'écoulent avant que du pus ne soit formé. Pendant ce temps, la veine a été bouchée par un caillot solide et par la lymphe plastique qui fait adhérer ce caillot aux membranes veineuses. Toute voie est alors fermée à la pénétration des globules purulents ; car il s'agit ici d'une oblitération solide, et non de ce coagulum imparfait qui s'observe, dans les fièvres purulentes, au voisinage des parties amputées, et qui a fait admettre par plusieurs auteurs la réalité d'un obstacle qui n'existe pas. »

Cependant, que la cautérisation soit faite dans des conditions telles qu'une adhésion solide ne précède pas la suppuration, et l'intoxication purulente ou des accidents graves seront possibles. C'est ce qui est arrivé quelquefois lorsque l'on traitait la varice par la potasse caustique, substance fluidifiante du sang et moins propre que les caustiques coagulants à produire l'inflammation adhésive.

On peut aussi craindre de pareils accidents lorsque,

après une incision avec le fer rouge, la cautérisation n'est pas complète et que la solution de continuité ressemble à celle que produit l'instrument tranchant.

Si maintenant je ne craignais de lasser votre patience, je vous démontrerais la supériorité de la cautérisation sur l'instrument tranchant dans le traitement des varices, du varicocèle, des hémorrhoïdes, des tumeurs érectiles, des kystes, dans le traitement des goîtres, dans les hernies inguinales étranglées, dans l'anus contre nature, etc., et dans l'ablation des tumeurs situées au col de l'utérus, ou dans la destruction de certains engorgements de cet organe, en suivant les conseils et la pratique du savant professeur de la Faculté de médecine de Paris, M. Jobert (de Lamballe), membre de l'Institut (1).

Je voudrais aussi vous faire connaître les travaux si remarquables, sur la cautérisation, d'un de vos vice-présidents, de ce second Marc-Aurèle Séverin, de M. Palasciano, de Naples, qui vous a donné hier un échantillon de la belle finesse italienne, de sa haute intelligence et de son noble cœur...

Mais, pressé par le temps, je renvoie à mon ouvrage, dans lequel cette question a été traitée théoriquement et pratiquement, avec tous les détails qu'elle pouvait comporter.

En poursuivant ces études, toujours dans le même ordre d'idées, je voudrais aussi vous démontrer que la ligature avec des fils métalliques ou de lin, quoique moins dangereuse que l'instrument tranchant, est bien inférieure à

---

(1) Jobert (de Lamballe). *Gazette médicale de Paris*, p. 372. 1843.

la cautérisation, lorsque surtout cette dernière est exécutée avec des liens sur lesquels on a préalablement enroulé des substances caustiques.

Mais j'ai hâte d'arriver à la méthode opératoire dite par écrasement linéaire, que l'on a pensé, dans ces dernières années, devoir être substituée avec avantage, dans beaucoup de cas, à l'instrument tranchant et à la cautérisation.

Toutefois, je veux auparavant apprécier, en peu de mots, la valeur relative de la ligature et de la méthode cautérisante, en disant un mot sur leur application au traitement des tumeurs érectiles.

La ligature de ces tumeurs, soit en masse, soit par fragments, n'est applicable que dans quelques cas particuliers. Si la base de la tumeur est très-large, si les parties de peau à ménager sont très-étendues, elle est inapplicable; et, dans la supposition qu'elle puisse être accomplie, elle est trop lente dans son action. J'ai vu des malades qui sont restés jusqu'à cinq mois en traitement avant qu'on eût détruit complètement des tumeurs érectiles du volume d'une moitié de pomme à peu près.

Par contre, la cautérisation, qui peut conjurer les suites fâcheuses de la constriction des tissus, met aussi à l'abri de toutes ces longueurs. Les ligatures caustiques, quand on peut les faire, ou l'application momentanée du caustique de Vienne sur la peau qui recouvre la tumeur, suivie d'une application prolongée du chlorure de zinc, prévient ordinairement toute hémorrhagie, permet d'obtenir une chute rapide des eschares et permet de proportionner facilement l'étendue de la destruction à celle de la tumeur.

J'ai appliqué plusieurs fois, et j'ai vu bien souvent

mettre en usage cette pratique par Bonnet. Les résultats ont été constamment satisfaisants : point d'accidents, point de récidives, point de maladies consécutives. Aussi presque tous les chirurgiens de Lyon ont-ils adopté la pâte au chlorure de zinc dans le traitement des tumeurs érectiles, et je ne sache pas qu'ils s'en soient encore repentis.

Les seuls inconvénients qu'on puisse lui reprocher sont : la destruction de toute la peau qui recouvre le tissu érectile et des cicatrices indélébiles. Mais ce dernier inconvénient est commun, du reste, à toutes les méthodes par lesquelles on enlève la totalité du mal.

La méthode dite de l'écrasement linéaire, qui a trouvé dans M. Chassaignac un inventeur aussi habile que grand vulgarisateur, tend de plus en plus à se substituer à l'instrument tranchant, pour l'ablation des tumeurs pédiculées ou non.

Elle a l'avantage de ne pas exposer aux hémorrhagies, comme le bistouri ; elle permet de pratiquer la constriction des tissus vivants avec des cordons beaucoup plus forts et volumineux que ceux qui constituent les ligatures ordinaires, et elle donne lieu à des plaies sèches dont la gravité est infiniment moins grande que celle produite par l'instrument tranchant.

Comparé, dans son mode d'action, aux ligatures ordinaires avec ou sans serre-nœuds, l'écrasement linéaire a aussi pour résultat de diminuer les accidents inflammatoires et les douleurs presque intolérables, inhérentes à l'action des ligatures.

A ce point de vue, cette méthode de traitement doit être conseillée de préférence à l'instrument tranchant, lorsqu'on peut en trouver des applications, telles que l'ablation des tumeurs de la langue, du pharynx, etc.

Mais doit-elle être, dans le plus grand nombre des cas, substituée à la cautérisation? Je suis loin de le penser.

Et d'abord, l'expérience a-t-elle suffisamment prouvé son innocuité en général? Je ne le crois pas. Si jusqu'ici on a pu citer un grand nombre de cas favorables à cette nouvelle méthode, il en est d'autres, en petit nombre, il est vrai, mais très-réels, qui sont venus démontrer qu'elle pouvait occasionner des accidents plus ou moins graves.

Mais, même à supposer que cette méthode soit aussi innocente que la cautérisation, il faut remarquer que l'une et l'autre ont des indications respectives qui sont bien tranchées, et que l'on ne doit pas perdre de vue.

Sans doute l'écrasement linéaire ne produit pas, en général, d'hémorrhagie ; il agit plus vite et ne fait pas autant souffrir les malades que la cautérisation. Mais pour ce qui regarde certaines tumeurs, il ne peut atteindre toutes les racines du mal, comme on le fait avec la cautérisation. Il ne coupe la tumeur qu'à sa base, tandis que la cautérisation, non-seulement détruit le tronc des tumeurs, mais encore les racines les plus ténues ; et, dans certains cas, il est extrêmement utile d'obtenir ce résultat.

On me répondra qu'il est possible, à l'aide de l'écrasement linéaire, d'enlever une certaine masse de tissus sous-jacents aux tumeurs. Mais ne doit-on pas alors éprouver souvent de grandes difficultés pour obtenir ce résultat, et ne doit-il pas être pénible de se décider à de pareils sacrifices ?

D'ailleurs, il ne faut pas l'oublier, et *j'insiste beaucoup sur ce point*, l'écraseur linéaire ne fait que sectionner les tissus, tandis que la cautérisation, non-seulement enlève ce qu'il faut détruire, mais, de plus, exerce une action modificatrice sur les tissus environnants.

Lorsqu'on songe sérieusement à la diversité d'actions chimiques des différents caustiques, ce que j'ai suffisamment prouvé ailleurs (1), il est impossible de refuser à la cautérisation une action spéciale qui, venant s'ajouter à son effet destructeur, la rend, dans certains cas donnés, extrêmement utile pour remplir des indications que l'on demanderait vainement à la méthode dite de l'écrasement linéaire.

Telles sont les quelques réflexions que je désirais vous soumettre en faveur de la méthode cautérisante.

La chirurgie ainsi faite n'est pas de bien loin si brillante que celle pratiquée avec l'instrument tranchant. Mais disons avec M. Delstanche : « Si les procédés opératoires perdent, avec la cautérisation, de la célérité et de l'éclat dont ils ont brillé avec le bistouri au commencement de ce siècle; si les cures sont en général, moins promptes, en revanche les malades s'en trouvent beaucoup mieux, puisqu'elles de viennent plus sûres ; et, en définitive, l'art y gagne en considération et en sécurité. »

Mais je dois déclarer en finissant cet article, que si je suis un zélé partisan de la cautérisation, je ne prétends pas cependant altérer la vérité, en la prônant comme un agent de diérèse à l'exclusion de tous les autres connus et qui doivent dans certains cas être utilisés avec beaucoup d'a-

______

(1) Voir mon Traité de cautérisation. p. 64 et suivantes.

vantage, et de même que l'inventeur de l'écrasement linéaire doit répudier les applications étranges qu'on en
fait, telles que l'ablation des membres en broyant les chairs
et les os, procédé barbare et digne de la torture des Chinois,
de même je ne saurais trop m'élever contre l'amputation
des membres par les caustiques et autres exagérations de
cette nature, qui compromettent la méthode cautérisante
plutôt qu'elles ne la servent.

www.ingramcontent.com/pod-product-compliance
Lightning Source LLC
LaVergne TN
LVHW010118060726
842524LV00006B/2604